DE LA

FÉCONDATION ARTIFICIELLE

DANS LE RÈGNE ANIMAL

ET DE

SON EMPLOI CONTRE LA STÉRILITÉ

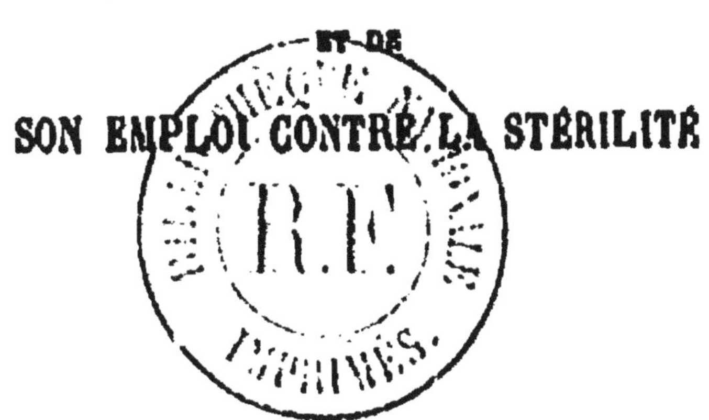

DE LA

FÉCONDATION ARTIFICIELLE

DANS LE RÈGNE ANIMAL

ET DE

SON EMPLOI CONTRE LA STÉRILITÉ

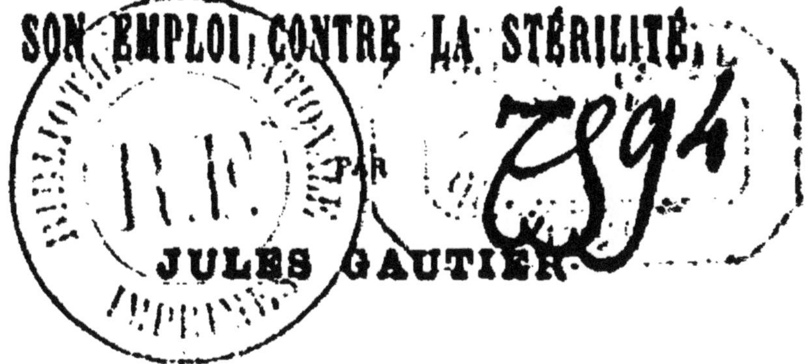

PAR

JULES GAUTIER

> Croissez et multipliez.
> Genèse.

PARIS

CHEZ L'AUTEUR

19, RUE CAUMARTIN

1869

AVERTISSEMENT

Il y a des causes qui se plaident à huis clos et devant les seules personnes directement intéressés à connaître les détails du procès. Cette brochure est dans le même cas; elle ne s'adresse qu'aux ménages sans progéniture, et ne doit être lue que par les gens pour qui le regret de ne point avoir d'enfants est un véritable chagrin.

J'avais d'abord pensé à en faire une œuvre exclusivement médicale, dans laquelle j'aurais pu parler ouvertement sur toutes choses; mais il m'a paru qu'il valait mieux la répandre dans le monde, en omettant d'y consigner certains détails par trop intimes, qui pourraient offusquer la décence du public. Ceci explique comment j'ai été conduit à employer des circonlocutions dans des cas où j'aurais pu me servir de mots très-clairs et aussi pourquoi j'ai laissé des lacunes qui ne seraient pas excusables dans un travail entièrement scientifique.

J. GAUTIER.

Paris, septembre 1869.

DE LA FÉCONDATION ARTIFICIELLE DANS LE RÈGNE ANIMAL ET DE SON EMPLOI CONTRE LA STÉRILITÉ.

I.

L'homme est tellement semblable aux animaux, sous certains rapports, qu'il est vraiment impossible de l'en distinguer. Peut-on méconnaître, par exemple, qu'il *naisse*, *croisse*, se *reproduise*, *décroisse* et *meure* absolument comme eux?

Sa vie est donc soumise aux mêmes phases que la lour et comporte trois périodes très-distinctes, qui correspondent à la croissance, à l'état parfait et au déclin de leurs organes.

La comparaison entre ces périodes de l'existence fait ressortir leur inégalité. Ainsi, tandis que la première dure à peine le quart de la vie, la seconde en comprend au moins la moitié; en sorte que la troisième est aussi réduite seulement à un quart.

Cette prédominance de la période adulte sur celles de l'enfance et de la vieillesse, montre combien la nature attache d'importance à la reproduction des êtres, puisqu'elle allonge tellement le temps qui lui est consacré.

Cette considération m'a frappé dès e début de mes études en anatomie, aussi ai-je dirigé toutes mes recherches vers les questions relatives à la génération. L'examen comparatif de cette grande et mystérieuse fonction m'a conduit à des tentatives de fécondation artificielle chez les animaux, et les résultats obtenus ne m'ont bientôt plus laissé de doute sur la possibilité d'appliquer ce procédé à l'espèce humaine (1).

La suite m'a effectivement démontré que des femmes, qui n'avaient pu concevoir par les rapports naturels, sont devenues grosses à l'aide du moyen dont je préconise aujourd'hui l'application. De là l'idée de l'opposer à la stérilité, lorsque celle-ci tient à des causes inappréciables ou indéterminées.

(1) Un horticulteur distingué des environs de Paris m'a fait voir des résultats très-remarquables de sa pratique sur la fécondation artificielle de différentes plantes, qu'il cultive exprès. Cette branche de l'étude des végétaux est bien plus avancée que celle des animaux.

II.

Les progrès récents de la physiologie ont permis de reconnaître dans quelles conditions s'opère la reproduction des êtres. On sait à présent où, quand et presque comment s'effectue l'opération qui perpétue l'œuvre de la nature. Un court exposé de ces données en fera mieux comprendre la portée ; qu'on veuille donc bien me suivre dans cette petite excursion scientifique.

Il est maintenant avéré que tous les animaux *naissent d'un œuf*, et l'homme lui-même ne s'engendre pas autrement.

En suivant ce qui se passe dans le concours des sexes, on voit en effet toujours les femelles produire des œufs *fécondables*, et les mâles une semence *fécondante*. Si ces deux éléments viennent à se rencontrer, se toucher soit au sein des organes, soit au dehors, l'œuf devient *fécondé*, et la gestation ou l'incubation en fait sortir un nouvel être ; mais s'il ne survient point de contact entre eux, l'œuf reste *clair* et ne donne aucun produit. Tout ceci est très-évident et s'observe journellement chez les oiseaux, les poissons, quelques reptiles et certains insectes. Mais prenons plutôt l'espèce humaine pour sujet de démonstration.

1° La femme est pourvue d'un organe en forme de grappe qui contient plusieurs vésicules renfermant chacune un petit œuf ou *ovule* à différents degrés de développement ; cet organe, c'est l'ovaire. A chaque époque menstruelle, une de ces vésicules, dites de Graaf, se rompt, et l'ovule qu'elle contenait (figurons-nous un grain de groseille ou de raisin laissant échapper ses pepins), saisi par l'extrémité libre d'un canal appelé trompe de Fallope, s'engage dans ce conduit, et le parcourt lentement jusqu'à son arrivée dans l'intérieur de la matrice, qui doit lui servir de réceptacle. Parvenu là, il s'arrête et devient adhérent aux parois de l'organe si la fécondation a eu lieu ; dans le cas contraire, il s'altère et est enfin expulsé avec le mucus (*decidua*) qui s'écoule après les règles.

Ainsi envisagée, la menstruation peut donc être considérée comme une véritable ponte qui se renouvelle chaque mois. Le rut de certains mammifères se présente dans les mêmes conditions et n'en diffère nullement.

2° L'homme est aussi muni d'un organe spécialement chargé de fournir le principe de la génération ; cet organe, c'est le testicule, et le produit qu'il sécrète se nomme sperme.

Celui-ci se compose d'un liquide lactescent au sein duquel nagent une foule d'animalcules microscopiques, ressemblant à de petits têtards, qu'on appelle indifféremment zoospermes ou spermatozoaires, et que j'aimerais mieux nommer *spermaticules*. Ces petits êtres sont doués d'une grande agilité, et, quoique d'un volume à peine égal au 20 millième du corps de l'homme, ils se meuvent avec une telle vitesse qu'ils parcourent plusieurs centimètres en quelques heures.

Lorsque, par la copulation, le sperme vient à être déposé dans le canal (vagin) au fond duquel s'ouvre, comme dans un vestibule, l'orifice du col de la matrice, les spermatozoaires, profitant du mucus qui recouvre les parois vaginales, les parcourent en tous sens. Rencontrent-ils cet orifice, ils s'y engagent, et, traversant le col, pénètrent jusque dans la cavité utérine, allant, pour ainsi dire, à la recherche de l'ovule qui doit s'y trouver.

Tel est dans son ensemble et en résumé le mécanisme de la conception physiologique ; nous verrons bientôt quelles applications merveilleuses on a déjà tirées de sa connaissance.

III.

Il y a des femmes radicalement stériles et à tout jamais privées du bonheur d'être mères; ce sont celles qu'un manque d'organe, une mauvaise conformation ou une maladie rendent tout à fait inaptes à la procréation.

Mais c'est heureusement le petit nombre, et la plupart de celles qui restent inféconde ne sont réputées stériles que relativement, et parce que l'on n'est point parvenu à surmonter les obstacles qu'elles présentent à la conception normale. Quels sont ces obstacles? On a indiqué la chute et les déviations de la matrice, la rigidité de son col, la mauvaise qualité des mucus fournis tant par la matrice que par le vagin, etc., etc.; plus, certaines affections générales, telles que l'anémie, la chlorose, les dartres, etc., etc.

La médecine et la chirurgie sont bien au courant de ces difficultés et parviennent à en vaincre quelques-unes; mais je n'ai pas à parler des différents moyens curatifs que l'on peut mettre en usage. Mon action étant toute physique, ne comporte aucun traitement : s'il existe des complications qui exigent des soins préliminaires, je recours alors aux hommes de l'art.

Il y a aussi des hommes à qui les douceurs de la paternité sont interdites d'une manière absolue; ce sont ceux également qu'un manque d'organe, un vice de conformation ou une maladie, empêchent de produire l'élément essentiel de toute fécondation, le sperme *pourvu d'animalcules*. D'autres ne sont, non plus, que relativement inaptes à engendrer ; ce sont les impuissants, les hypospades, etc., etc., dont la semence a toutes les qualités voulues, mais qui ne peuvent la répandre dans l'endroit convenable.

Pour ceux-ci, l'art, ordinairement si prodigue de moyens, n'indique guère que de vains palliatifs. A peine compte-t-on quelques tentatives de ressources vraiment efficaces. Le procédé que j'emploie est au contraire souverain dans ces cas malheureux, parce qu'il remédie à l'insuffisance d'érection, et supplée, pour ainsi dire, mécaniquement la verge.

IV.

La sensation de volupté ou *jouissance* réciproque et simultanée que les anciens physiologistes regardaient comme une condition indispensable pour que la conception s'opère est maintenant tenue pour entièrement accessoire, même superflue. Ce point de doctrine est fondamental, et c'est sur lui que repose la théorie nouvelle, ainsi que l'emploi des moyens proposés pour opérer artificiellement la fécondation.

On savait déjà par les mémorables expériences de Spallanzani que les fécondations qui n'exigent pas le rapprochement des sexes, celles qui ont lieu *après* la ponte (reptiles, poissons), se font très-bien sans la participation directe des individus dont elles procèdent, conséquemment en l'absence de toute sensation de leur part.

Les pratiques modernes de la pisciculture n'ont pas d'autre principe, et leur succès prouve qu'il est réellement fondé.

L'analogie autorisait bien à penser que les fécondations intérieures, celles qui s'effectuent *avant* la ponte et ont pour siége le corps même des animaux qui y participent (oiseaux, mammifères, homme), pourraient se faire de même; mais il fallait s'en assurer. Eh bien, l'histoire, parlant par la bouche d'illustres savants, confirme parfaitement cette supposition.

Le même Spallanzani et Rossi ayant

injecté de la liqueur séminale de chien dans le vagin d'une femelle de son espèce, en obtinrent ainsi des petits.

D'un autre côté, Hunter rapporte que, ayant été consulté par un homme affecté d'hypospadias, il lui conseilla de se servir d'une seringue pour introduire le liquide prolifique dans les parties de sa femme, et que celle-ci devint bientôt enceinte.

Je laisse de côté l'anecdote si connue de ce moine qui, veillant auprès d'une jeune fille qu'on croyait morte, aurait accompli sur elle un attentat odieux; sortie enfin de sa léthargie, elle se trouva être grosse. Une pareille monstruosité a besoin de pouvoir passer pour apocryphe.

Dans l'un comme dans l'autre de ces exemples, tout sentiment voluptueux était supprimé; donc il est inutile. De nombreux faits de viol et maints secrets d'alcove attestent d'ailleurs que non-seulement la conception est possible, mais même fréquente, sans que les femmes éprouvent la moindre sensation d'agrément. Bien plus, d'aucunes affirment avoir conçu malgré la répulsion et la douleur.

La base de la fécondation artificielle ainsi établie, et scientifiquement prouvée, il ne reste plus qu'à trouver les moyens les plus propres à en assurer le succès.

V.

A partir du jour où l'idée s'affirma que la fécondation peut se produire sans plaisir, d'une manière passive et en quelque sorte mécanique, de nombreux investigateurs se sont mis à répéter l'expérience de Spallanzani, et plusieurs ont très-bien réussi. J'ai moi-même ainsi fécondé des chiennes ; mais ce n'était là que des préliminaires ; il fallait arriver au même résultat sur l'espèce humaine. Encore faudrait-il agir dans des conditions bien moins favorables, puisque les animaux étaient convenablement disposés, tandis que les seules femmes qui recourraient à ce moyen présenteraient quelque difficulté.

C'est à un des héros de la médecine française, le Dr G....., que paraît revenir l'honneur d'avoir fait les premières fécondations artificielles d'une manière tout à fait rationnelle. Au lieu d'injecter la semence seulement dans le vagin, il eut l'heureuse idée de la porter directement dans l'utérus, c'est-à-dire dans l'endroit même où elle doit nécessairement parvenir pour exercer son action. Cette innovation hardie lui a valu la reconnaissance de plusieurs familles et lui assure pour l'avenir la gloire que les nations réservent aux auteurs des plus grandes découvertes.

Dans un travail publié récemment, cet habile praticien avoue que, dans le cours d'une trentaine d'années, huit ou neuf enfants ont été ainsi créés par son intervention, et que l'un d'eux, maintenant parvenu à l'âge d'homme, occupe une place distinguée dans le barreau de Paris.

Un chirurgien américain, doué d'un esprit inventif et très-compétent en ces matières, le Dr S..., de New-York, qui s'est livré à des recherches semblables, a été moins bien favorisé. Il affirme n'avoir obtenu qu'un succès complet sur six tentatives. Mais il confesse que la moitié au moins de ses expériences étaient ou mal faites ou pratiquées en temps inopportun. En sorte que son exemple, quoique unique, confirme cependant les précédents et ouvre une voie plus large aux explorations contemporaines.

Dirigeant mes efforts dans un sens

parallèle à celui de ces messieurs, et profitant des essais malheureux de quelques autres chercheurs, je suis aussi parvenu à obtenir la grossesse chez des femmes qui paraissaient vouées pour toujours à la stérilité (1).

La conclusion qui se dégage tout naturellement de ces faits, c'est que si en tâtonnant, par des procédés mal connus, avec des instruments imparfaits, on a pu cependant arriver au but, il est présumable que les résultats ultérieurs ne laisseront rien à désirer.

Abordant donc la manière d'agir, je vais dire à présent comment je conçois que l'opération doit être conduite.

(1) Je ne rapporte pas d'observations à l'appui de mon assertion : une initiale suivie de trois étoiles, ne prouve absolument rien, et pour faire connaître le nom des personnes, faudrait leur consentement ; or nul n'est en pareil cas disposé à révéler son secret.

VI

On comprend qu'il ne s'agit, en définitive, que d'introduire la liqueur séminale au siége habituel de la fécondation, c'est-à-dire dans la cavité de l'utérus au lieu de la répandre seulement à l'entrée. Pour cela, plusieurs moyens se présentent; mais le plus simple est incontestablement l'usage d'un tube en forme d'algalie, dont la longueur, la courbe et le diamètre sont appropriés à sa destination spéciale. Une sonde d'homme un peu redressée pourrait très-bien servir pour cela; mais je lui préfère un instrument particulier plus long, moins gros, et gradué comme un hystéromètre.

Au pavillon de ce tube, le Dr G....., adaptait une petite seringue contenant le liquide à injecter, puis poussait le piston jusqu'au bout.

M. S..... remplaça la seringue ordinaire par celle de Pravaz, qui permet de graduer l'injection au point de ne la pousser que goutte par goutte.

Moi, je n'emploie ni l'une ni l'autre de ces pompes : c'est le tube lui-même qui seul me sert tout à la fois de récipient et de conducteur pour le sperme.

De cette façon, j'évite le refoulement dans la matrice de l'air qui, par les autres procédés, se trouve contenu dans le tube et donne lieu parfois à d'horribles coliques.

Supposant qu'il s'agisse d'une femme

bien constituée et n'offrant pas d'obstacles apparents à la conception, la première condition à remplir est de s'assurer par un examen préliminaire :

1° Si le sperme contient des animalcules bien vivants, ce qui s'apprécie facilement avec un bon microscope ;

2° Si le mucus qui sort du col et provient souvent de l'utérus n'est pas ou trop acide ou trop alcalin, ce qui se reconnaît très-bien avec le papier de tournesol.

Lorsque ces deux véhicules présentent les qualités requises, on procède alors à leur mise en contact : c'est la partie délicate de l'opération et celle qui exige réellement de l'habitude.

VII

On ne trouve pas toujours aisément le museau de tanche, et c'est pourtant de sa possession que dépend souvent le succès ou l'échec. Mes honorables devanciers procédaient à sa recherche par le toucher; moi, je le mets à découvert à l'aide du spéculum. L'indicateur gauche qui, après avoir exploré les parties, servait de guide à la sonde, se trouve ainsi disponible, et mes mains entièrement libres se portent où besoin est. En un mot, je vois ce que je fais au lieu de le sentir, et l'œil est bien plus précis que le doigt. Réduite à une manœuvre si simple, l'introduction du tube injecteur ne nécessite pas d'aide; mais il est toujours convenable que l'expérience ne se fasse pas sans témoin, et il y en a un toujours indispensable : c'est le mari.

Telles sont les modifications que la pratique m'a conduit à introduire dans le manuel de cette opération. Je crois que c'est grâce à leur observance et à quelques autres améliorations de détail que je suis parvenu plus sûrement au but (1).

(1) Je passe sous silence plusieurs points accessoires dont l'état de nos mœurs ne permet pas la description ici, mais sur lesquels je me réserve de donner des explications verbales ou par lettre, aux personnes qui n'auraient pas bien saisi l'exposé de ma pensée.

VIII

On s'est demandé avec raison quel est le moment le plus propice à la réussite de cette tentative. Les accoucheurs prétendent, en effet, que les conceptions datent habituellement de l'époque des règles, immédiatement avant ou un peu après. Vu l'impossibilité de rien préciser actuellement à cet égard, et dans la crainte de perdre l'occasion, peut-être favorable, je me suis décidé à faire deux injections au lieu d'une; savoir : une la veille des règles, quand le retour régulier de la période le permet; et, si celles-ci reparaissent, l'autre le lendemain ou le surlendemain de leur cessation.

Moïse, dont on a invoqué le témoignage et l'autorité, prescrit sept jours d'isolement pour les femmes qui ont leurs menstrues. Mais, outre que le texte du Lévitique laisse du doute sur le point de départ, je ne crois pas qu'on doive tenir compte de cette prescription pour le cas présent. Le législateur hébreu n'avait évidemment en vue qu'une question d'hygiène, et si l'on suivait sa loi pour les fécondations artificielles, il est probable qu'on arriverait trop tard.

IX.

On a objecté qu'une pareille épreuve pourrait bien n'être pas sans danger pour la santé. A cela l'expérience de plusieurs praticiens répond que sur une quinzaine de femmes qui ont déjà été fécondées artificiellement et une dizaine qui ont subi l'opération sans succès, aucune n'a éprouvé d'accident. Il est digne de remarque qu'aucune des craintes qui paraissaient le plus fondées ne s'est encore réalisée; aussi il est permis d'espérer que rien n'entravera la marche de ces expériences.

D'autres personnes, mettant en doute qu'il soit moral d'accomplir un acte de sentiment par un procédé physique, ont soulevé contre lui la question des scrupules de conscience. Nul n'est certain de pénétrer les desseins de Dieu; mais il est permis de former des conjectures sur ses intentions. Eh bien, il me semble que c'est lui être agréable que d'aider ses créatures à remplir les fonctions auxquelles il les a destinées. Laissons donc de côté ces entraves que le doute élève devant tous les novateurs et marchons avec confiance à la conquête de nouveaux faits. N'est-ce pas la foi qui enfante le progrès?

Paris, Typ. A. Parent, rue Monsieur-le-Prince, 31.

www.ingramcontent.com/pod-product-compliance
Ingram Content Group UK Ltd.
Pitfield, Milton Keynes, MK11 3LW, UK
UKHW012122240726
13965UKWH00005B/1911

9 782013 046794